RELAX AL ALCANCE DE TODOS

Ejercicios prácticos de relajación, respiración y visualización

ALBERT ZAID

Edition, Published by ALBERT ZAID
Todos los derechos reservados.
Licencia de uso para la edición en papel bajo demanda.
Prohibida su reproducción total o parcial sin la autorización expresa y por escrito del autor.
Primera edición Septiembre de 2017
Murcia - España
ISBN-13: 978-1976290671
ISBN-10: 1976290678

Dedicado a mi amada esposa

ÍNDICE

LA MEDITACIÓN. CONCEPTO
Y GENERALIDADES. 9
TÉCNICAS DE RESPIRACIÓN. 15
Ejercicios:
1º Observando nuestra respiración 16
2º La respiración abdominal 19
3º La respiración completa 21
4º El suspiro...............................22
5º Respiración e imaginación positiva 23
6º Respiración con meditación 25
7º Respiración y auto-verbalizaciones.........26
TÉCNICAS DE RELAJACIÓN
MUSCULAR 27
Ejercicios:
1º Práctica de tensión-relajación
(16 grupos musculares) 29
2º Práctica de tensión-relajación
(8 grupos musculares) 36
3º Práctica de tensión-relajación
(4 grupos musculares) 39
4º Práctica de tensión-relajación
(relajación mental) 42
5º Práctica de la relajación muscular
pasiva 44
6º Práctica de la relajación condicionada 51
7º Práctica de la relajación diferencial 53

8º Práctica de la relajación rápida 58
9º Aplicación de la relajación a
las situaciones estresantes......................... 59
TÉCNICAS DE VISUALIZACIÓN 61
Ejercicios:
1º Visualizar una imagen para la
tensión y otra para la relajación. 62
2º Visualización de un paisaje 64
3º Visualización de recuerdos..................... 68
4º Ejercicio del lugar ideal de trabajo
y relajación mental.. 71
5º Ejercicio del fuego de la salud 74
6º Ejercicio de imaginación activa 79
7º Ejercicio de cambio emocional de
nuestras vivencias 81

LA MEDITACIÓN
CONCEPTO Y GENERALIDADES

Cuentan que en una ocasión uno de los discípulos de Buda le preguntó:

—Maestro, ¿qué has ganado con la meditación?

Y él le contestó:

—Nada. Sin embargo he perdido la ira, la ansiedad, la depresión, la inseguridad y el miedo a la vejez y a la muerte.

Se suele definir a la meditación como a un estado de concentración, o de "atención concentrada", que se realiza sobre un objeto externo, un pensamiento, la conciencia misma, o el propio estado de concentración.

Se dice que la meditación es útil para conocernos más a nosotros mismos, para comprender y superar nuestros miedos, fobias, manías, rencores, etc. También se comenta que la práctica de determinadas formas de meditación puede resultar muy útil para enfrentar, tratar y superar el terrible impacto que significa la pérdida de un ser querido, en nuestro caso, la pérdida del ser amado.

Pero..., ¿cómo debemos meditar? ¿existe alguna regla específica para ello?

Según los textos que he consultado, la mayoría aconseja colocarnos en un lugar relajado, sin demasiada luz, sin mucho ruido, sin demasiado frío o calor, y en fin, evitando el mayor número de interferencias posibles. Cerramos los ojos y nos concentramos en ese objeto o pensamiento sobre el cual queremos discernir, sobre el que queremos reflexionar. No debemos apurarnos, darnos prisa. Tenemos que intentar ser pacientes concentrándonos de manera intensa en lo que queremos. En primera instancia notaremos algo que se suele llamar "el ruido mental", que son pensamientos desordenados que acuden a nosotros y que no nos permiten realizar la concentración debidamente (preocupaciones, asuntos pendientes, etc.). Mientras mayor sea el grado de concentración logrado, más rápido aparecerán las soluciones que demandamos para aquello sobre lo cual meditamos. Porque la vida no es más que eso; una constante y perpetua búsqueda de soluciones, de salidas a nuestros problemas.

Como todas las cosas en esta vida, si no sabemos hacer algo, lo estudiamos, lo practicamos y lo aprendemos. La meditación no es la excepción. Se dice que quienes han logrado dominar este arte son capaces de realizarlo en cualquier lugar, independientemente de lo incómodo o adverso del ambiente que les rodee. De allí que se puede llegar a meditar profundamente mientras se está en un colectivo del transporte público rodeado de gente, o mientras vas en el metro, en un restaurant muy concurrido, una avenida muy transitada, etc. Lo importante es desarrollar la capacidad de concentración.

A continuación se presenta una recopilación de ejercicios con tres tipos de técnicas:

1) Técnicas de respiración

2) Técnicas de relajación muscular, y

3) Técnicas de visualización.

RELAX AL ALCANCE DE TODOS

TÉCNICAS DE RESPIRACIÓN

Ejercicios:

1º Observando nuestra respiración

2º La respiración abdominal

3º La respiración completa

4º El suspiro

5º Respiración e imaginación positiva

6º Respiración con meditación

7º Respiración y auto-verbalizaciones

1º   Observando   nuestra respiración.

Para explorar nuestra respiración podemos adoptar dos posiciones:

Tumbado. Tiéndete en el suelo boca arriba sobre una alfombra o manta, y colócate en posición de relajación, con las piernas estiradas y ligeramente separadas (también puedes doblar las rodillas), los brazos ligeramente separados del cuerpo, las palmas de las manos mirando hacia arriba, y los ojos cerrados.

Sentado. Pon las manos encima de los muslos, las piernas paralelas y los pies bien apoyados en el suelo, la columna vertebral derecha y en línea con la cabeza, la nuca estirada y la barbilla metida.

Dirige tu atención a la respiración. Pon la mano derecha en el plexo solar y la izquierda en la parte frontal del pecho, debajo de la clavícula. Observa lo que ocurre debajo de tus manos al respirar: cuando entra el aire, nota la expansión de tu cuerpo, primero el abdomen (se eleva la mano derecha), y después el pecho (se eleva la mano izquierda).

Explora tu respiración durante 2 o 3 minutos.

¿Notas más movimientos en la mano derecha o en la izquierda?

¿Está contraído más el abdomen o el pecho?

¿Por dónde empieza el movimiento, por la mano derecha o por la izquierda?

¿Sigue el pecho el movimiento del abdomen?

Consejos para las prácticas de respiración:

La respiración debe seguir el ritmo natural de respiración de uno.

Debe hacerse a modo de "dejar que el aire entre" en lugar de "tomar aire".

La respiración por la nariz es preferible a la respiración por la boca, puesto que los conductos nasales filtran y calientan el aire.

2º La Respiración Abdominal

En la postura adecuada, ya sea sentado o tumbado, concentra tu atención en la respiración, con el cuerpo relajado coloca tu mano derecha en el plexo solar. Centra tu atención en esta área. Comienza el ejercicio con una expiración y nota como se te hunde tu mano. A continuación nota como el aire fluye hacia los pulmones, nota la hinchazón de tu abdomen bajo tu mano. Continúa tomando y expulsando aire de manera natural y advierte como se eleva y se hunde tu mano. Practica durante varios minutos. Procura durante esta práctica que no exista ningún movimiento torácico de expansión o contracción.

Variante: Bolsa de Respiración.

Figúrate una imaginaria bolsa vacía dentro de tu abdomen... al inspirar, el aire se desplaza hacia abajo para llenar la bolsa, hinchando el abdomen... al expirar vacía la bolsa, haciendo que el abdomen vuelva a hundirse... continúa así hinchando y vaciando la bolsa imaginaria de tu abdomen.

3º La Respiración Completa

Consta de 3 fases:

1. En primer lugar toma aire hinchando el abdomen.

2. Continúa tomando aire expandiendo la caja torácica.

3. Sigue inspirando mientras elevas ligeramente los hombros.

Mantén la respiración durante unos pocos segundos y expulsa el aire aflojan los hombros, el pecho y el abdomen en ese orden (también puede hacerse a la vez).

4º El suspiro

Suspira profundamente emitiendo un sonido de alivio en la medida en que expulsas el aire.

No pienses en inspirar, deja que el aire salgo de manera natural.

Repite de 8 a 12 veces este ejercicio.

Toma conciencia del estado de relajación que te induce.

5º Respiración e imaginación positiva

Practica la respiración completa.

Con cada expiración imagina como se van y desaparecen todas las tensiones.

Con cada inspiración imagina como te vas llenando de paz y tranquilidad.

Variante:

Practica la respiración completa.

Con cada inspiración, imagina que entra en tus pulmones entra una gran cantidad de energía que queda almacenada en tu plexo solar.

Al expirar imagina como esa energía fluye a grandes raudales por todas las partes de tu cuerpo.

(puedes centrar esa energía en las zonas especialmente tensas, débiles o enfermas de tu cuerpo).

6º Respiración con meditación

Practica la respiración completa.

Sigue todo el camino del aire en tu cuerpo. Entra por la nariz, atraviesa los conductos nasales, desciende por la tráquea hasta los pulmones... después el aire realiza la misma ruta en sentido contrario hasta ser expulsado al exterior. Siente el aire cuando entra frío, y cuando sale caliente.

7º Respiración y auto-verbalizaciones

Practica la respiración completa.

Concéntrate en el ritmo respiratorio. (sintonízalo y no trates de cambiarlo)

Justo antes de inspirar, piensa en la palabra "inspiro".

Justo antes de expirar, piensa en la frase "me relajo"

Las palabras o frases se adecuan a lo que más te guste: "relax", "tranquilidad", "paz", "feliz", etc.

TÉCNICAS DE RELAJACIÓN MUSCULAR

Ejercicios:

1º Práctica de tensión-relajación (16 grupos musculares)

2º Práctica de tensión-relajación (8 grupos musculares)

3º Práctica de tensión-relajación (4 grupos musculares)

4º Práctica de tensión-relajación (relajación mental)

5º Práctica de la relajación muscular pasiva

6º Práctica de la relajación condicionada

7º Práctica de la relajación diferencial

8º Práctica de la relajación rápida

9º Aplicación de la relajación a las situaciones estresantes.

1º Práctica de tensión-relajación. (16 grupos musculares)

Colócate en una posición cómoda y afloja tu cuerpo mientras respiras hondo y profundo.

Primer grupo: MANOS Y ANTEBRAZOS. Aprieta simultáneamente ambos puños. Nota la tensión en manos y antebrazos. Concéntrate en estas sensaciones durante 5-7 segundos. Y ahora suelta y libera la tensión de esa zona y concéntrate en las nuevas sensaciones de distensión durante 20 a 30 segundos. Nota la diferencia entre un estado y el otro.

Segundo grupo: BICEPS. Dobla los codos y tensa los bíceps durante 5 a 7 segundos. Afloja los bíceps y estira los brazos. Concéntrate en la distensión durante 20 a 30 segundos.

Tercer grupo: TRICEPS. Estira ambos brazos al frente de forma que se queden paralelos entre ellos y con respecto al suelo, y tensa la parte posterior de los brazos, los tríceps. Afloja y devuelve los brazos a su posición original. Percibe la diferencia.

Cuarto grupo: HOMBROS-TRAPECIO. Eleva los hombros hacia arriba como si quisieras tocar las orejas. Mantén la tensión y nótala en los hombros y trapecios. Suelta los hombros.

Quinto grupo: CUELLO I. Inclina la cabeza hacia delante como si quisiera tocar con la barbilla el pecho. Hazlo lentamente. Nota la tensión en la nuca. Vuelve lentamente a la posición de reposo y percibe la distensión.

Sexto grupo: CUELLO II. Empuja con la parte posterior de la cabeza y no con la nuca, el respaldo en el que estés apoyado. Nota la tensión en la parte frontal del cuello. Suelta la tensión y aflójate.

Séptimo grupo: FRENTE. Sube la cejas hacia arriba hasta notar arrugas en la frente. Nota la tensión. Suelta la tensión.

Octavo grupo: OJOS. Aprieta fuertemente los ojos arrugando los párpados. Nota la tensión. Suelta la tensión.

Noveno grupo: LABIOS Y MEJILLAS. Haz una sonrisa forzada sin que se vean los dientes. Nota la tensión alrededor de la boca y en las mejillas. Suelta la tensión.

Décimo grupo: MANDÍBULA. Ve abriendo muy lentamente la boca hasta llegar al máximo. Mantenla abierta notando la tensión. Ciérrala y percibe la diferencia.

Décimo primer grupo: PECHO-ESPALDA. Arquea el torso, de manera que el pecho salga hacia delante y los hombros y codos hacia atrás. Junta los omóplatos. Mantén la tensión. Suelta y vuelve a la posición original.

Décimo segundo grupo: ABDOMINALES I. Mete el abdomen hacia adentro. Nota la tensión. Suelta la tensión.

Décimo tercer grupo: ABDOMINALES II. Saca el

abdomen hacia afuera hasta notar la tensión. Suelta.

Décimo cuarto grupo: MUSLOS. Contrae ambos muslos simultáneamente. Nota la tensión y suelta.

Décimo quinto grupo: GEMELOS. Apunta los pies hacia la cabeza hasta notar tensión en los gemelos. Suelta.

Décimo sexto grupo: PIES. Lleva los pies hacia abajo intentando hacer una línea recta con las piernas. Tensa los pies y suéltalos.

Observaciones:

Practica dos veces al día durante 15 a 20 minutos durante 1 o 2 semanas antes de pasar a la fase de 8 grupos musculares.

Anota los resultados en la Hoja de Registros.

El tiempo de tensión es de unos 5 a 7 segundos mientras que el de relajación es de unos 20 a 30 segundos.

Ten cuidado con los músculos del cuello y de la espalda al tensarlos, no es conveniente que los fuerces en exceso.

2º Práctica de tensión-relajación. (8 grupos musculares)

Primer grupo: BRAZO DERECHO. Cierra el puño y dobla el brazo, tensa a la vez las manos, el antebrazo, el bíceps y el tríceps. Suelta y vuelve el brazo a la posición original.

Segundo grupo: BRAZO IZQUIERDO. Igual que el derecho.

Tercer grupo: CARA. Cierra los ojos con fuerza y haz una sonrisa forzada sin abrir la boca. Nota la tensión en toda la cara. Suelta y relaja.

Cuarto grupo: CUELLO. Inclina la cabeza llevando la barbilla al pecho. Hazlo lentamente y nota la tensión en la nuca. Vuelve a la posición de reposo.

Quinto grupo: ESPALDA Y HOMBROS. Arquea el torso, de manera que el pecho salga hacia delante y los hombros y codos hacia atrás. Junta los omóplatos. Mantén la tensión. Suelta y vuelve a la posición original.

Sexto grupo: ABDOMINALES. Saca el abdomen hacia afuera hasta notar la tensión. Suelta.

Séptimo grupo: PIERNA DERECHA. Contrae los músculos del muslo y al mismo tiempo, apunta el pie hacia la cabeza notando la tensión en el gemelo, tensa y relaja.

Octavo grupo: PIERNA IZQUIERDA. Igual que la pierna derecha.

3º Práctica de tensión-relajación. (4 grupos musculares)

Primer grupo: AMBOS BRAZOS. Cierra los puños y dobla los brazos, tensa a la vez las manos, los antebrazos, los bíceps y tríceps. Suelta y vuelve los brazos a la posición original.

Segundo grupo: CARA-CUELLO. Inclina la cabeza llevando la barbilla al pecho, cierra los ojos con fuerza y haz una sonrisa forzada con la boca abierta. Nota la tensión en toda la cara y el cuello. Vuelve a la posición original y suelta y relaja.

Tercer grupo: ESPALDA-HOMBROS-ABDOMEN. Arquea el torso, de manera que el pecho salga hacia delante y los hombros y codos hacia atrás, saca el abdomen hacia afuera hasta notar la tensión. Suelta y vuelve a la posición original.

Cuarto grupo: PIERNAS. Contrae los músculos de los muslos y al mismo tiempo, apunta los pies hacia la cabeza notando la tensión en los gemelos, tensa y relaja.

Observaciones:

Practica dos veces al día durante 4 a 6 minutos durante 1 semana antes de pasar a la fase de relajación mental.

Anota los resultados en la Hoja de Registros.

4º Práctica de tensión-relajación. (relajación mental)

Colócate en una posición cómoda y afloja tu cuerpo mientras respiras hondo y profundo. En esta fase ya no realizas la tensión muscular voluntaria.

1) Con los ojos cerrados centra tu atención en ambos brazos. Percibe los puntos de tensión y relájalos. Disfruta de la sensación de relajación.

2) Concéntrate en la cara y el cuello. Percibe las tensiones musculares y relájalas.

3) Percibe ahora la zona de la espalda, hombros y abdomen. Afloja la tensiones y relaja esas zonas.

4) Lleva la atención a las piernas, y relájalas.

5º Práctica de la relajación muscular pasiva

Concéntrate en tu respiración. Siente como entra y sale el aire por las fosas nasales. Nota el roce suave sobre las aletas nasales. Percibe como tus pulmones se dilatan y se contraen (sí tienes dificultad en concentrarte ves contando las respiraciones: 1, inspiro-expiro, 2, inspiro-expiro, 3,...).

Cuando te hayas concentrado bien en la respiración pasa a llevar tu concentración a tu mano derecha. Siéntela, nota su forma, su volumen, su peso y su temperatura. Incluso puede percibir la sutil vibración u hormigueo de la circulación de la sangre por su interior. Mentalmente te repites "noto mi mano pesada... muy pesada". Vas notando como tu mano se te queda "muerta" y muy pesada.

Percibe ahora tu antebrazo, codo, brazo y hombro derecho. Siente esa zona de tu cuerpo con toda la concentración de tu mente. Date cuenta como se relaja esa zona simplemente al mantener tu atención sobre ella.

Lleva ahora tu concentración a la mano, brazo y hombro izquierdo y repite el mismo proceso. Te repites "noto mi brazo izquierdo completamente pesado".

Compara los dos brazos y llévalos al mismo nivel de relajación. Ambos los puedes percibir en el estado más completo de relajación muscular.

Tan pesados... como si estuviesen hechos de plomo... Tan relajados... tan relajados... que ahora notas incluso como si flotasen...

Siente los hombros, el cuello y la nuca. Centra toda tu atención ahora en esta zona. Siente como se afloja y nota de manera clara el peso de tu cabeza. Al relajar la nuca y el cuello experimenta la sensación de cómo si tu cabeza se abriese, se liberase de todo tipo de tensión.

Suelta ahora tu mandíbula... los labios... Sitúa la punta de la lengua en la parte alta del paladar. Siente y afloja las mejillas... la nariz... los párpados y los ojos. Imagínate que los ojos flota en un líquido y por tanto no sientes la menor tensión en ellos. Ablanda y alisa tu frente y todo el cuero cabelludo...

Comprueba como toda tu cabeza se ha quedado en el más completo estado de relajación...

Repasa y compara el nivel de relajación de tus manos, brazos, hombros y cabeza...

Siente tu ritmo respiratorio... el pecho se expande y se contrae... Percibe los ligeros movimientos en las costillas y en el abdomen... como sube y baja... Nota los latidos de tu corazón... No trates de influir en tu ritmo respiratorio, simplemente lo notas. Toda esta zona se va relajando y tú lo percibes...

Deja que los músculos de tu abdomen pierdan su tensión. Deja que se suelten y aflojen...

Revisa toda tu columna desde el cuello hasta el sacro. Esta aflojada y con ella toda tu espalda... nota como se ablanda, se "abre"... Siente como le abandona toda la tensión.

Lleva tu mente a las caderas... si experimentas alguna tensión en esta zona, simplemente al concienciarla va desapareciendo hasta alcanzar un estado de relajación completa.

Pasa ahora a los glúteos y piernas. Percibe estos grandes músculos, ahonda tu atención en ellos hasta que notes como se aflojan... los muslos... las rodillas... las pantorrillas...

Centra tu atención en los tobillos... y los pies... Afloja con tu simple atención las plantas... los empeines... los talones... y los dedos.

Descubre ahora en tus piernas la sensación de gran pesadez... como si estuvieran hechas de plomo... Compara tus dos piernas con tus dos brazos y observa como disfrutan de igual nivel de relajación.

Concéntrate en tus cuatro extremidades, brazos y piernas, hasta que las lleves a nivel más profundo de relajación que te puedas imaginar.

Extiende esa sensación a todo tu cuerpo y siente como éste se hunde en las más profunda y completa relajación.

Repítete mentalmente, para ti, en silencio, "me siento tranquilo, me siento en paz".

Observaciones:

Practica 2 veces al día durante 10-15 minutos.

Anota los resultados en la Hoja de Registros.

6º Práctica de la relajación condicionada

Siéntate o túmbate en una posición muy cómoda.

Repasa mentalmente tu cuerpo y lo relajas.

Cuando notes tu cuerpo totalmente relajado dirige tu atención a la respiración y sintoniza su ritmo (no intentes cambiarlo).

Ahora, justo antes de inspirar piensa en la palabra "inspiro"... y justo antes de exhalar pienso en la frase "me relajo".

Observaciones:

Practica en casa 3 veces al día durante 5 minutos.

Anota los resultados en la Hoja de Registros.

7º Práctica de la relajación diferencial

Fase de sentado:

Siéntate en una silla o sillón y ponte lo más cómodo posible. Con las plantas de los pies apoyadas en el suelo, cierra los ojos...

Relájate usando la palabra condicionada con la respiración (ejercicio anterior).

Ahora abre los ojos y con el resto del cuerpo muy relajado mira a tu alrededor moviendo sólo los globos oculares.

Ahora acompaña el movimiento de los ojos con un movimiento muy suave de tu cuello y toma conciencia a tu vez de la relajación del resto del cuerpo.

Levanta el brazo derecho... y mantén el resto del cuerpo relajado.

Baja el brazo.

Levanta la pierna derecha del suelo, manteniendo el resto del cuerpo tan relajado como te sea posible.

Déjala caer

Levanta ahora el brazo izquierdo...

Bájalo.

Levanta la pierna izquierda...

Bájala.

Variante:

Una vez concluida la práctica anterior colócate en un taburete o en una silla de respaldo recto y práctica los mismos movimientos en ojos, cuello, brazos y piernas.

Finalmente realiza alguna sencilla tarea delante de una mesa como escribir, llamar por teléfono, colocar papeles, etc. ... manteniendo el resto del cuerpo completamente relajado.

Fase de pie.

En posición de pie practica la relajación condicionada: "inspiro", y "me relajo"... hasta que te sientas bien relajado.

Ahora abre los ojos y con el resto del cuerpo muy relajado mira a tu alrededor moviendo sólo los globos oculares.

Ahora acompaña el movimiento de los ojos con un movimiento muy suave de tu cuello y toma conciencia a tu vez de la relajación del resto del cuerpo.

Levanta el brazo derecho... y mantén el resto del cuerpo relajado.

Baja el brazo.

Levanta la pierna derecha del suelo, manteniendo el resto del cuerpo tan relajado como te sea posible.

Déjala caer

Levanta ahora el brazo izquierdo...

Bájalo.

Levanta la pierna izquierda...

Bájala.

Ponte a caminar manteniendo los músculos que no utilices bien relajados (como los de la cara y los de las manos).

Observaciones:

Practica en casa 2 veces sentado y 2 veces de pie durante 2-3 minutos cada vez.

Anota los resultados en la Hoja de Registros.

8º Práctica de la relajación rápida.

Coloca una marca en un objeto o lugar que puedas ver con frecuencia: el reloj, el teléfono, la TV , la mano, etc. ...

Cada vez que la veas inspira lentamente... piensa "me relajo" y expira aflojando todos los músculos de tu cuerpo.

Realiza tres respiraciones profundas.

Observaciones:

Practica en casa de 15 a 20 veces diarias durante 20-30 segundos.

Anota los resultados en la Hoja de Registros.

9º Aplicación de la relajación a las situaciones estresantes.

En estado de profunda relajación visualiza la situación estresante.

Ahonda en la relajación hasta que puedas percibir que la imaginación de la situación estresante no te provoca ansiedad.

Exponte a la situación estresante practicando la relajación rápida todas las veces que sea necesario hasta que puedas reducir tus niveles de ansiedad en esa situación.

Observaciones:

La mecánica de esta fase normalmente requiere una preparación en la consulta del psicólogo.

Cuando te expones a superar tu ansiedad en las situaciones estresantes valora mucho el que puedas en primer lugar realizar tu práctica de relajación rápida dentro de ellas y en segundo lugar el que puedas rebajar aunque sea una milésima tu nivel habitual de ansiedad en esas situaciones.

TÉCNICAS DE VISUALIZACIÓN

Ejercicios:

1º Visualizar una imagen para la tensión y otra para la relajación.

2º Visualización de una paisaje

3º Visualización de recuerdos

4º Ejercicio del lugar ideal de trabajo y relajación mental

5º Ejercicio del fuego de la salud

6º Ejercicio de imaginación activa

7º Ejercicio de cambio emocional de nuestras vivencias

1º Visualizar una imagen para la tensión y otra para la relajación

Con los ojos cerrados, vas a concentrarte en los síntomas de tensión que notes en tu cuerpo. Elige una imagen para simbolizar el dolor o la tensión que experimentas en este momento, por ejemplo, un martillo, unas tenazas, una aguja, una forma geométrica, hielo, fuego, una coraza, una máscara, etc. Ahora elige otra imagen para representar la relajación, la salud y el bienestar físico, por ejemplo, un sol, agua, un símbolo geométrico, una varita mágica, etc. Imagínate que las imagen de la relajación va cambiando a la de la tensión hasta que la elimina, por ejemplo, el sol va evaporando lentamente el hielo.

Variante:

Imagínate que tu cuerpo está hecho de luz, la luz roja en las zonas donde experimentes dolor o tensión y la luz azul en las zonas relajadas. Ahora te imaginas que la luz roja va cambiando suavemente al violeta y después al azul, hasta que todo tu cuerpo está inundado por una intensa luz azul. Finalmente la luz azul va cambiando al blanco hasta transformarse en una intensa luz blanca que irradia en todo tu alrededor.

2º Visualización de una paisaje (Desarrollo de los 5 sentidos en la imaginación)

Imagínate que vas caminando por un prado de hierba muy verde situado entre altas montañas nevadas.

Fíjate en las montañas a tu alrededor, son muy altas, y ves como contrasta el blanco de la nieve con el intenso color azul del cielo. Es mediodía y encima de ti brilla un sol muy radiante y luminoso. Mira el verde de la hierba, el blanco de la nieve de las montañas y el azul del cielo.

La temperatura en ese lugar es muy agradable, no hace ni frío ni calor y sopla una agradable brisa templada que roza delicadamente sobre la piel de tu cara.

Al caminar notas, ya que vas descalzo, el suave roce de la hierba bajo las plantas de tus pies. Puedes percibir el tacto de la hierba algo húmedo y fresco.

Vas muy despacio deleitándote de todo lo que ves y sientes a tu alrededor.

Tienes una gran sensación de tranquilidad y paz.

Oyes el canto de los pájaros y los ves volar a tu alrededor.

Fíjate ahora en las plantas, hierbas y flores que hay a tu alrededor. Hay pequeñas flores de colores muy vivos, blancas, amarillas, anaranjadas, azules...

acércate a olerlas. Corta una flor y acércatela a la nariz. Huele su aroma mientras te concentras en el color de sus pétalos.

Sigue caminando muy despacio, sin ninguna prisa, disfrutando del paseo.

Mira los riachuelos de agua que bajan de las montañas formando pequeños arroyos, donde las aguas saltan, corren, formando pequeñas cascadas y tranquilas pozas. Concéntrate hasta que escuches el murmullo de las aguas...

Ahora te vas a acercar a un arroyo y vas a agacharte e introducir tus dos manos unidas en el agua para recogerla y beber. Siente el frescor del agua en tus manos. Dirígelas a tu boca y bebe. Siente el agua fresca, pura, limpia y cristalina entrando en el interior de tu cuerpo. Esa agua revitaliza a todo tu organismo y te sientes lleno de salud y bienestar.

Sigue tu paseo y fíjate en una pequeña planta de menta, acércate, y corta algunas hojas. Mastícalas y percibe el fuerte sabor a menta en tu paladar. Concéntrate hasta notarlo con total nitidez.

Finalmente vas a buscar un sitio en ese lugar donde poderte tumbar cómodamente. Túmbate y descansa, cierra los ojos y percibe los ruidos, los olores, la temperatura... y descansa profundamente, muy profundamente...

3º Visualización de recuerdos

Con los ojos cerrados imagínate todo lo que has hecho en el día de hoy.

Trasládate al principio del día, ¿cómo fue el despertar?...¿cómo te sentiste?... recuerda tus pensamientos y sentimientos en ese momento así como todas las cosas que hiciste...

Ahora repasa todo lo que ocurrió en el transcurso de la mañana, imagínate a ti mismo y vívelo como se lo estuvieras viviendo de nuevo: a las 10..., a las 11..., a las 12..., hasta llegar a la hora del almuerzo.

Trasládate mentalmente a la hora del almuerzo, imagínatelo con todo lujo de detalles e incluso saborea los alimentos.

Visualiza ahora todo lo que realizaste por la tarde, a las 5..., a las 6..., ..., hasta llegar a la hora de la cena.

De nuevo saborea en tu imaginación los alimentos que tomaste en la cena.

Continúa visualizando hasta el momento presente.

Variantes:

Haz el mismo ejercicio, pero del día de ayer y continúa con el de anteayer hacía atrás hasta donde te permita tu memoria.

Reconstruye en tu imaginación fechas del pasado escogidas por ser especiales: santos, cumpleaños, aniversarios, vacaciones, etc. Viaja en el tiempo hacia atrás meses, años y décadas.

Programa hacía adelante todo lo que supones que te va a ocurrir en el día o en los días siguientes.

4º Ejercicio del lugar ideal de trabajo y relajación mental

Con los ojos cerrados imagina que vas a construir tu casa ideal, el lugar perfecto para vivir y realizar las actividades que más te gustan.

En primer lugar vas a escoger el lugar, un sitio de ciudad o de campo, de valle, mar o montaña, llano o montañoso, con o sin vegetación, cálido, templado o frío. Ves localizándolo en tu imaginación, puede ser un lugar real donde hayas estado en alguna ocasión, o por el contrario un lugar totalmente imaginario.

Una vez que tengas localizado el lugar vas a construir allí la casa que a ti más te gusta, imagínate, la entrada, las paredes, las ventanas, el tejado... imagínate los colores en los que están pintadas las paredes, los marcos de las ventanas... fíjate en los suelos... mira los materiales...

Ahora vas a decorar su interior para ello escoge los muebles que más te gusten, las cortinas... los objetos decorativos... los cuadros... coloca todos aquellos pequeños objetos personales que son de tu agrado...

Vas a dedicar una habitación de tu casa ideal para la realización de tus trabajos mentales. Esta habitación está justamente en el sótano. Baja las escaleras lentamente, despacio, mientras cuentas del 10 hasta el 1. Sitúate en esa habitación y coloca un sillón muy cómodo en el centro, delante de él una pequeña mesita con una jarra de agua y un vaso, y enfrente del sillón una pantalla (como una pantalla de cine) blanca.

Siéntate en el sillón, es muy cómodo y te encuentras muy a gusto. A partir de ahora vas a realizar tus prácticas en este lugar que tanto bienestar y relajación te genera.

5º Ejercicio del fuego de la salud

Práctica la relajación física dejando bien relajados todos los músculos de tu cuerpo.

Ahora imagina dentro de tu corazón dos chispas de luz, una azul a la izquierda y otra roja anaranjada a la derecha. Están en movimiento, vibrando, siéntelas...

Ahora se multiplican en millones de chispas, de partículas de luz, las azules a la izquierda del corazón... las rojas a la derecha... Siente su vibración en tu pecho...

Las partículas rojas se van extendiendo por todo el lado derecho de tu organismo: pecho... tronco... brazo... pierna... y cabeza, y se transforman en una especie de llama de fuego que no quema y que baña toda la zona derecha de tu cuerpo. Siente ese suave calor y esa sutil vibración en esas zonas...

Las partículas azules se van extendiendo por el lado izquierdo de tu cuerpo: pecho... tronco... brazo... pierna... cabeza, se transforma en un fuego azulado que lo puedes percibir por todas esas zonas. Siéntelo...

Ahora puedes percibir como las dos llamas se juntan a la altura de tus pies generando una intensa llama de color violeta, que va subiendo por las pantorrillas... rodillas... muslos... glúteos... tronco... brazos y cabeza. Te sientes envuelto en la llama violeta que va revitalizando todas y cada una de las células de tu cuerpo.

Concéntrate y disfruta de esa sensación de salud y bienestar.

Visualiza la llama que te envuelve a modo de una nube que cubre tu cuerpo y se eleva varios centímetros por encima de tu piel.

Concentra tu mente en bañar de luz violeta las zonas de tu cuerpo más débiles, tensas o enfermas. Siente el suave calor de la llama violeta en esas zonas (ayúdate de una suave respiración para sentir más esas partes). Imagina como esa luz va regenerando, sanando a nivel celular todas esas regiones de tu organismo.

Variante 1:

Esa nube se va haciendo más y más grande y empieza a envolver todo tu alrededor, la habitación, los muebles, las personas, los objetos... la casa... la ciudad... la región... el país... el planeta... y el universo...

Siéntete parte del universo, todo está inundado por el fuego violeta, es como si fuera un inmenso océano donde te sientes flotar en un estado de perfecta calma y tranquilidad.

Todo ese universo de luz violeta se contrae hasta quedarse convertido en un punto de luz violeta que se recoge en tu corazón.

Variante 2:

Imagina todas aquellas situaciones que te preocupan o quisieras mejorar, en la salud, el trabajo, las relaciones, etc. Visualízalas con total nitidez.

Inunda la imagen con la luz violeta, y date cuenta como empieza a cambiar a positivo la cuestión que estés imaginando.

6º Ejercicio de imaginación activa

En estado de relajación y con los ojos cerrados, concéntrate en la respiración hasta que ésta y tu mente se calmen.

Ahora concéntrate en las imágenes que te vengan, sin tratar de cambiarlas o eliminarlas. Simplemente las observas fijándote en todo lo que veas: colores, formas, movimientos. Concéntrate hasta que puedas darte cuenta de todos los detalles como si fuera una imagen vista con tus ojos físicos.

Acepta las imágenes, sean del tipo que sean, como si estuvieses viendo una película, como un espectador sentado frente a la pantalla de cine.

Dejan que fluyan las imágenes, las figuras, las personas, los objetos... como si fueran nubes que atraviesan el cielo.

Concéntrate hasta que puedas captar el sentimiento que cada imagen te produce.

7º Ejercicio de cambio emocional de nuestras vivencias

Escoge de tu diario aquellas experiencias negativas que te interese cambiar, analiza bien lo que ocurrió, lo que pensaste y lo que sentiste.

Busca los aspectos positivos de esa situación:

Si es un comportamiento desacertado por tu parte, piensa cual sería tu comportamiento adecuado y de manera realista de acuerdo a tus posibilidades.

Sí es un comportamiento desacertado por parte de otro hacia ti, piensa en los problemas de personalidad o de carácter que han llevado a esa persona a actuar mal contigo, y piensa también en tu parte de responsabilidad en ese comportamiento.

Sí es un problema de salud, céntrate en la solución positiva de él.

Sí es un problema de economía, piensa en la solución positiva de él.

Sí es un temor, un miedo a algo, piensa que lo tienes superado o que lo vas a superar poco a poco.

Sí es un estado deprimido, busca todas aquellas situaciones que te pueden generar ilusión por pequeñas o lejanas que te parezcan.

Ahora relájate físicamente con la técnica que mejor te vaya de las que ya conoces.

Cuando alcances el estado de mayor profundidad y bienestar físico, imagina la situación problemática tal y como ocurrió u ocurre en la realidad. Fíjate en esas imágenes como un espectador viendo una película en la pantalla de cine. Mantenlas en tu mente durante unos 30 segundos.

Sí experimentas con esas imágenes ansiedad, temor, tristeza, rabia o cualquier otra emoción no te preocupes, es eso lo que nos interesa, que sientas las emociones para poderlas cambiar.

Ahora toma aire más profundamente y ahonda en la relajación de tu cuerpo. Sí las emociones que has experimentado te han generado un nerviosismo que se ha trasmitido a tu cuerpo en forma de tensión muscular, temblor, debilidad o cualquier otra sensación, genera una actitud de permitir que esos "nervios" se expresan con todas la intensidad que ellos requieran. Date cuenta del mecanismo automático que tenemos de quererlos reprimir, ocultar, evitar y que lo único que hace es que los aumenta.

A continuación imagina los pensamientos positivos que ya antes habías trabajado, y vívelos en tu imaginación como si fueran realidad. Mantén en tu mente esos pensamientos durante 1 o 2 minutos aproximadamente.

Haz coincidir la sensación de relajación física con esas imágenes positivas.

Consejos para este ejercicio:

Sí no puedes cambiar la emoción negativa, por lo menos reduce su grado, así si tienes mucha rabia y cólera, déjala en un enfado, la tristeza, en desánimo, la ansiedad y la angustia, en inquietud, y así las demás.

Con esta práctica no sólo estamos cambiando nuestras emociones y pensamientos sino que también nuestro carácter, por tanto, hemos de tener paciencia y perseverancia.

Habremos de practicar por lo menos una vez al día para obtener resultados en pocas semanas.

Un ejemplo de práctica sería la siguiente:

2-3 minutos de respiración

10-15 minutos de relajación física

5-10 minutos de cambio de emociones

No obstante, en las prácticas psico-mentales siempre es uno el que mejor puede realizar su programa de prácticas seleccionando aquellas que uno experimenta como las más adecuadas.

www.ingramcontent.com/pod-product-compliance
Lightning Source LLC
Chambersburg PA
CBHW070314230526
45470CB00002B/869